MÉDICATION FERRUGINEUSE

AVANTAGES

DU

SIROP ANTI-ANÉMIQUE

A L'ACÉTATE DE FER ET A L'ÉCORCE D'ORANGE

PAR

Michel SAVOYE, Pharmacien.

LYON

LIBRAIRIE MÉDICALE DE J.-P. MÉGRET

Quai de l'Hôpital, 57.

M D CCC LXVI

MÉDICATION FERRUGINEUSE

AVANTAGES

DU

SIROP ANTI-ANÉMIQUE

A L'ACÉTATE DE FER ET A L'ÉCORCE D'ORANGE

PAR

Michel SAVOYE, Pharmacien.

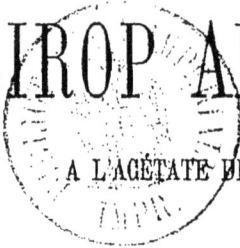

LYON

LIBRAIRIE MÉDICALE DE J.-P. MÉGRET

Quai de l'Hôpital, 57.

M D CCC LXVI

MONTPELLIER , TYPOGRAPHIE DE BOEHM ET FILS.

MÉDICATION FERRUGINEUSE

AVANTAGES DU SIROP ANTI-ANÉMIQUE

Préliminaires physiologiques sur le sang, sur ses globules et sur l'action normale du fer dans le système sanguin. — Principes de la médication ferrugineuse, et ses indications thérapeutiques dans les maladies. — Études
expérimentales sur la valeur comparée des préparations martiales.—Supériorité du Sirop d'acétate de fer à l'écorce d'orange[1].

---

§ I.

DU SANG, DE SES GLOBULES ET DE L'ACTION INTIME QUE LE FER EXERCE SUR LEUR VITALITÉ.

> *Anima omnis carnis in sanguine est.*
> MOÏSE.

Le fer est aussi indispensable aux besoins de notre
organisme qu'à l'industrie des peuples. En physiologie,
comme en économie sociale, il représente un élément de
première nécessité. S'il est vrai que la vie active d'une

---

[1] Pour la rédaction des points de Physiologie, de Pathologie et de
Thérapeutique qui sont exposés dans ce mémoire, nous avons eu la
bonne fortune de pouvoir mettre à profit les conseils d'un médecin
aussi compétent en science qu'en pratique.

Quant aux recherches chimiques et expérimentales, qui nous sont nation peut se calculer d'après la masse de fer qu'elle emploie, il est également permis de dire de chaque individu pris à part, que la vigueur de ses fonctions organiques est proportionnelle à la quantité utilisée de ce métal, en voie de circulation dans le système sanguin.

Le sang est le trésor de la vie. Il apporte incessamment aux organes et aux tissus les matériaux qui servent à leur entretien et à leurs autres fonctions. Incessamment aussi il se répare et se renouvelle, tant aux dépens des substances alimentaires, qu'avec les résidus recueillis dans la trame de nos parties vivantes. On peut le comparer à un tourbillon qui apporte, élabore, assimile et rejette incessamment des matières liquides, solides et gazeuses, après les avoir fait entrer dans des combinaisons nouvelles, jusqu'à ce que leur action soit épuisée.

Tout vient du sang et tout y retourne. Dans son conflit avec les innombrables molécules de l'organisme, il donne et reçoit modifiés, transformés, altérés, les divers matériaux de composition ou de décomposition du corps. Le sang fait les tissus et les tissus font le sang, voilà deux assertions réciproques dont la physiologie démontre l'égale vérité.

Par le fait de ses métamorphoses perpétuelles, le sang est exposé à de fréquentes variations dans la nature et les proportions des éléments qui le constituent. Tantôt ces altérations sont primitives et génératrices des maladies

personnelles, nous avons consacré plusieurs années pour les mener à bonne fin, et nous avons su attendre la sanction médicale qui leur a été donnée par de nombreuses expériences cliniques, soit dans les hôpitaux, soit dans la pratique civile.

des organes; tantôt elles en dérivent comme conséquences plus ou moins immédiates. Mais dans ces deux ordres de circonstances, origines ou résultats, les viciations du sang compromettent d'une façon également inquiétante le fonctionnement de nos appareils organiques.

Le sang est à la fois un facteur et un produit de la vie ; de même, ses vicissitudes anormales peuvent être causes ou effets des maladies. Au demeurant, l'état du sang donne la mesure de la santé.

Il y a longtemps que le microscope a distingué dans le sang vivant, la partie liquide ou *plasma,* et les éléments solides ou *globules,* distinction importante et féconde en expériences physiologiques : c'est qu'en effet le plasma et les globules ont des rôles bien différents.

Accroître et réparer les tissus, fournir aux dépenses matérielles des organes, alimenter les sécrétions glandulaires, voilà les usages du plasma. Les diverses substances qu'il tient en dissolution : albumine, fibrine, eau, sels, sucre, gaz, urée, molécules graisseuses, etc., il va les offrir ou les reprendre à l'intimité des organes, fixant les unes dans la constitution des tissus, transformant ou éliminant les autres par le travail sécrétoire des glandes ; il les fait pénétrer même là où les globules ne sont pas admis.

Quant aux globules [1], et il s'agit ici surtout de ceux

---

[1] Le sang contient en suspension trois espèces d'éléments cellulaires :

1° Les globules colorés, ou *hématies,* disques circulaires, aplatis,

qui sont colorés, ou *hématies*, leur rôle est essentiellement dynamique. Ils apportent aux actes de nutrition et
de sécrétion une influence vivifiante, une stimulation
nécessaire à l'énergie et à la régularité de toutes les
fonctions vitales. «L'utilité des globules sanguins, dit
Hunter, paraît liée à la force.» Un animal est d'autant
plus vigoureux que son sang est plus riche en globules
rouges, et chaque partie du corps d'autant plus agis-
sante qu'elle en reçoit davantage dans sa circulation
particulière. Au contraire, avec un sang pauvre en globules, les opérations vitales restent fatalement languis-
santes et irrégulières. Disons, par anticipation, que la
matière colorante de ce liquide, l'*hématosine*, avec son
fer, constitue la matière précieuse des globules.

Il n'est pas inutile, pour faire apprécier l'importante
mission des globules, de rappeler, au moins sommairement, ce qui a trait à leur quantité, à leurs propriétés
chimiques, physiques et vitales, à leurs altérations pathologiques. Nous ne voulons nous occuper ici que du sang
humain.

---

sans noyau dans le sang humain, excepté durant les quatre premiers
mois de la vie intra-utérine;

2° Les globules incolores, ou *leucocytes*, globules blancs du sang, de
la lymphe, du mucus, du pus, etc.; cellules sphériques, remplies de
granulations qui ont beaucoup de tendance à se grouper en petits
amas ou noyaux. Les globules blancs du sang sont presque un tiers
de fois plus gros et trois cent soixante fois moins nombreux que les
globules rouges; ils deviennent plus abondants après la digestion,
ainsi que pendant la grossesse et dans certaines maladies. On les re-
garde comme une des origines des globules colorés;

3° Les *globulins*, simples noyaux libres, sphériques, sans nucléoles,
corpuscules fort petits et peu nombreux, formés par un amas de fines
granulations protéiques et graisseuses.

En moyenne, les corpuscules en suspension, tels qu'on les trouve dans le torrent circulatoire, forment à peu près la moitié de la masse du sang. Desséchés, ils n'en font plus que le quart environ.

Le sang de l'homme en contient plus que celui de la femme. La différence est celle de 141 à 127, chiffres qui représentent en grammes la proportion normale, pour l'un ou l'autre sexe, des globules desséchés de 1,000 grammes de sang.

Les globules sont plus abondants chez la femme qui est bien réglée que chez celle qui l'est mal, qui ne l'est pas encore, ou qui ne l'est plus. Leur nombre diminue sensiblement pendant la grossesse. Les enfants et les vieillards en ont moins que les adultes.

On en compte davantage dans le sang artériel que dans le sang veineux ; davantage dans le sang qui sort du foie que dans celui qui vient de la rate ; plus aussi avec le tempérament sanguin qu'avec le tempérament lymphatique.

Enfin, on a constaté que leur cniffre était abaissé après les maladies inflammatoires, les hémorrhagies, la diète, dans la chlorose, les diathèses scrofuleuse, syphilitique, les fièvres palustres, les cachexies saturnine, mercurielle, et les diverses affections qui amènent l'anémie, la consomption et le marasme[1].

La *richesse* du sang se calcule d'après le chiffre des globules rouges, tandis que sa *plasticité* dépend de l'a-

---

[1] Quand un animal a perdu la moitié de ses globules sanguins, il périt fatalement, quelle que soit la quantité de sérum dépouillé de globules qu'on lui transfuse.

bondance des matériaux réparateurs que contient la liqueur proprement dite du sang.

Les globules sont des corpuscules cellulaires à surface lisse et à reflet jaunâtre, aplatis comme de petits disques de 6 à 7 millièmes de millimètre de diamètre, empilés dans le milieu des courants sanguins, glissant aisément les uns sur les autres, et s'allongeant comme de molles vésicules sous la pression qui leur fait parcourir l'étroite filière des réseaux capillaires. Dans le sang veineux et plus particulièrement dans le sang *aqueux*, les hématies tendent à perdre leur forme aplatie et à devenir sphériques; au contact de l'eau, on les voit se gonfler, pâlir et céder leur matière colorante, qui se répand dans la masse du liquide. A la forme discoïde, à la concentration de volume et à la coloration du globule, paraît se rattacher l'activité fonctionnelle de celui-ci. La pâleur et la déformation en indiquent l'inertie. On sait qu'il possède un grand pouvoir absorbant pour l'oxygène, tandis que le plasma ne dissout et ne retient de ce gaz guère plus que l'eau ordinaire n'en peut dissoudre et retenir.

Le globule rouge se compose de deux principes immédiats : la *globuline* et l'*hématosine,* dont les propriétés diffèrent notablement :

1° La *globuline*, substance albuminoïde, naturellement demi-solide, forme à peu près les 7/8 du globule ; elle est incolore par elle-même, mais dans sa masse homogène se trouve disséminée, molécule à molécule, la matière colorante, comme les globules rouges sont emprisonnés dans un caillot de sang. La globuline n'est pas le principe actif de l'hématie.

2° L'*hématosine*, ou matière colorante du sang, est une substance analogue à la fibrine, d'un rouge jaunâtre, naturellement solide, mais soluble dans l'eau qui ne contient ni sels ni sucre. Le fer se fait remarquer parmi les substances qui s'opposent à la dissolution de l'hématosine, et qui concourent au maintien de la forme discoïde du globule.

L'hématosine est peu altérable ; c'est elle qui donne aux taches de sang leur longue persistance ; en elle réside la grande affinité du globule pour l'oxygène ; elle seule contient le fer du sang.

L'hématosine n'entre dans le poids du globule que pour une fraction très-minime : 1/8 environ. La quantité totale de l'hématosine, dans les 10 kilogrammes du sang d'un homme, se rapproche de celle de la fibrine ; elle ne dépasse pas 30 grammes. Ces 30 grammes d'hématosine renferment 4 à 5 grammes de fer, ce qui porte à un peu plus de 100,000 kilogrammes la quantité de fer qui circule dans le sang des 40 millions de Français.

L'hématosine est le principe actif du globule ; comme ce dernier à l'égard du sang, elle en constitue la richesse et la vitalité.

De toutes les cellules organiques, il n'en est pas qui soit, comme le globule rouge, le centre d'une activité aussi importante pour l'hématose et pour la nutrition. L'oxygène, introduit dans le sang par la respiration, vient d'abord se fixer spécialement sur le globule, en aviver la couleur, et faire passer le sang de l'état veineux à l'état artériel. Le globule ainsi chargé d'oxygène va offrir ce gaz vivifiant aux actes intimes des tissus, en échange de leur acide carbonique. Cet acide est ensuite rapporté par le globule aux capillaires du poumon, où il s'exhale contre une nouvelle absorption d'oxygène atmosphérique. On sait que certaines substances paralysent la fonction de ces *porteurs d'oxygène*, comme les appelle Liebig. L'oxyde de carbone, par exemple, tue les globules, c'est-à-dire empêche en eux tout échange entre l'oxygène et l'acide carbonique. La présence du fer favorise, au contraire, ces déplacements gazeux.

Bien qu'il reste encore quelque obscurité sur l'origine et sur la fin des globules rouges, on s'accorde cependant à admettre que la plupart naissent et meurent dans le plasma [1]. Constamment il s'en forme, constamment il s'en détruit; leur existence physiologique ne dure pas au-delà de quelques jours.

A l'aide du microscope et de certains réactifs, on a pu distinguer les jeunes globules des vieux globules, les hématies modifiées ou altérées des hématies saines. Leur forme et leur composition subissent des modifications assez fréquentes, et cela se conçoit, si l'on réfléchit aux innombrables tours qu'exécutent les globules dans le torrent circulatoire, en passant par les capillaires si variés des différents tissus, et en nageant dans un liquide à constitution aussi mobile que celle du sang.

Après les hémorrhagies et les autres états morbides qui engendrent la déglobulisation et l'appauvrissement

---

[1] Le foie en produirait un certain nombre, tandis que la rate travaillerait à en détruire. Toutefois aucun organe ne paraît être spécialement destiné à leur formation ou à leur destruction.

du sang, les globules ne reprennent que lentement leur nombre et leur activité. Tant que leur réparation est incomplète, toutes les fonctions organiques restent en souffrance. Il y a une sorte d'antagonisme entre l'eau et le globule du sang ; l'un de ces éléments augmente quand l'autre diminue. Un sang très-aqueux a perdu ses propriétés stimulantes, et, pour les lui rendre, il n'est pas d'agent plus héroïque que le fer.

Le rôle des globules est multiple. Dans le sang, qu'on doit considérer comme une espèce de tissu mou, de chair coulante, ils font ce que font les cellules plasmatiques dans les autres tissus, c'est-à-dire qu'ils modifient et nourrissent le plasma. Arrivés à la filière des réseaux capillaires, ils sollicitent, par l'apport de l'oxygène, les mutations moléculaires qui s'accomplissent dans la trame organique, et dont le plasma fournit les matériaux réparateurs. Dans la fonction nutritive, il y a consommation directe de la liqueur du sang, tandis que le globule, dont l'action est essentiellement stimulante, ne perd, de son individualité, que l'oxygène nécessaire aux oxydations métaboliques des tissus.

En résumé, le sang est la source nutritive de l'organisme ; les globules colorés représentent la partie stimulante du sang; le fer et l'oxygène constituent les éléments vivifiants des globules.

§ II.

PRINCIPES DE LA MÉDICATION FERRUGINEUSE ; SES INDICATIONS THÉRAPEUTIQUES DANS LES MALADIES.

> *Le fer est par excellence le médicament anti-anémique.*
>
> REQUIN.

D'après les considérations physiologiques qui précèdent, il est facile de pressentir la haute importance thérapeutique du fer. L'emploi de ce précieux agent est réclamé dans une foule de cas morbides de nature et de causes fort différentes, mais qui ont tous pour symptômes caractéristiques et communs l'appauvrissement du sang, la diminution du nombre des globules, la pâleur des chairs, la langueur et la désharmonie des actes organiques, l'inertie nutritive, l'anarchie des fonctions nerveuses.

Dans la plupart des altérations du sang, qu'elles soient primitives ou consécutives [1], causes ou résultats de maladies, une même lésion est constante : c'est la réduction des globules colorés ; une même indication se présente : il faut reconstituer ces corpuscules sanguins.

---

[1] On entend généralement par altération *primitive* du sang, celle qui atteint ce liquide d'emblée, pour ainsi dire spontanément, sans qu'on puisse la rapporter à aucune lésion appréciable le structure ou de fonction des organes, à aucune maladie bien déterminée des solides. Quant aux altérations consécutives du sang, mieux connues dans leur origine et aussi beaucoup plus fréquentes, elles proviennent de lésions organiques ou fonctionnelles dont l'influence va retentir sur la quantité, la composition ou la nature du liquide sanguin.

En effet, de tous les éléments qui composent le suc nutritif, l'élément globulaire est celui qui s'use le plus vite et qui se refait le plus lentement, et, tant qu'il fait défaut, les fonctions ne reprennent pas leur activité normale. De même, de tous les agents réparateurs des globules, il n'en est point de plus puissant que le fer.

Aussi, depuis un temps immémorial, ce métal figure-t-il avec honneur au premier rang des toniques et des analeptiques. Les anciens en avaient fort bien reconnu, par la voie empirique, la bienfaisante action. Plus tard, les alchimistes mirent surtout en grande vogue le *Safran de Mars*, espèce de rouille obtenue par l'exposition du métal à la rosée de mai. Leur théorie poétique attribuait à cette rosée du printemps qui réveille la nature engourdie, qui se charge de l'esprit de l'air et du parfum des fleurs, une mystérieuse vertu que la substance martiale condensait et portait au sein de l'organisme pour le vivifier. La faveur se porta aussi sur d'autres préparations martiales dont l'*art hermétique* prétendait augmenter la puissance, en les soumettant à des épreuves réputées capables d'*ouvrir* les pores du fer, d'en diviser les molécules et d'en favoriser la dissolution dans l'intestin.

Stahl, avec sa théorie du phlogistique, aurait fait prospérer, comme chimiste, la question thérapeutique du fer, s'il ne l'avait compromise, comme médecin, par sa doctrine animiste qui concluait à l'expectation dans la plupart des maladies.

Lemery, Lavoisier et les chimistes du xviiie siècle, malgré leurs belles découvertes, ne parvinrent pas à dissiper le chaos qui enveloppait la médication ferrugineuse,

Abandonné et proscrit, au grand détriment des malades, sous le règne antiphlogistique de Broussais, le fer a enfin repris ses droits dans la pratique médicale. La chimie a imaginé les préparations les plus ingénieuses et les plus variées ; la physiologie et la clinique en ont expérimenté la valeur comparative. Aujourd'hui, il n'est pas de médication plus fouillée ni plus utilisée dans toutes ses ressources que celle des martiaux. Il faut convenir aussi que jamais peut-être aucune époque n'en eut plus besoin que la nôtre.

Ne craignons pas de le dire, puisque c'est une vérité sociale des plus utiles : l'indication hygiénique et médicale la plus impérieuse, la plus caractéristique de l'âge contemporain, est pour l'usage des toniques et des reconstituants. Le niveau de la vitalité et de la force physiologique paraît avoir singulièrement baissé de nos jours.

Éducation hâtive et surmenée, travail excessif et précoce qu'impose la difficulté des carrières, vie énervante des grandes villes, débauche dorée et misère dégradante, inséparables compagnes de la civilisation, tout concourt à faire de la génération actuelle une génération sensiblement dégénérée, fille étiolée de celle que Broussais a saignée à blanc. Elle est pour ainsi dire marquée au coin de l'anémie, du lymphatisme, du vice scrofuleux, de l'appauvrissement constitutionnel. Or, après le régime, il n'est pas de plus puissant réparateur que le fer.

Comment agit le fer pour reconstituer le sang et les globules sanguins notamment ? Problème encore ténébreux et non résolu définitivement aux yeux même des investigateurs qui ont pénétré le plus avant dans les secrets de l'organisme. Sans nous perdre ici en vaines discussions sur les théories proposées, signalons sommairement les principaux éléments du débat et les données les plus fructueuses pour la pratique de l'art.

Une première opinion, qui a dû se présenter comme la plus naturelle, admet que le fer ingéré concourt directement, matériellement et par lui-même, à la reproduction des globules sanguins. Soit, par exemple, une chlorose avec sa réduction globulaire : on donne du fer ; le chiffre des globules remonte, donc c'est le fer administré qui a réparé la perte de l'élément globulaire. A en croire cette théorie, le fer, élaboré dans les actes digestifs à la façon des autres substances absorbables, pénètre dans le torrent circulatoire et y est employé directement à former des globules nouveaux.

Une autre opinion prétend, au contraire, que le fer n'est pas absorbé, qu'il n'est qu'un simple agent dynamique dont l'action se borne à stimuler la surface digestive, à faciliter l'élaboration et l'absorption des aliments. Les globules sanguins de nouvelle formation emprunteraient leur élément ferrique à celui qui se trouve naturellement dans les matières alimentaires. Quant au fer ingéré comme médicament, il ne pénétrerait point dans le sang, mais serait rejeté par les selles après avoir produit l'excitation intestinale.

Le plus grand tort de ces deux théories, c'est d'être l'une et l'autre trop exclusives. Le fer est à la fois un agent réparateur en nature du sang et un agent dynamique des voies digestives. Son absorption, au moins partielle, est incontestable; puisqu'on retrouve du fer dans l'urine des malades qui en font usage ; mais il faut aussi reconnaître que son passage de l'intestin dans le sang est difficile, qu'il s'opère lentement et en proportion très-minime. Aussi doit-on regarder comme les meilleures combinaisons ferrugineuses celles qui, sans trop fatiguer l'appareil digestif, tout en le stimulant, se prêtent le mieux à l'absorption rapide et abondante du fer dans le sang. Sous ce rapport, notre préparation nouvelle, comme on le verra bientôt, ne laisse rien à désirer et se recommande spécialement à la préférence des praticiens.

Comment le fer, une fois introduit dans le sérum du sang, se comporte-t-il pour servir à l'entretien et à la multiplication des globules? A vrai dire, l'état actuel de la science n'est pas en mesure de nous l'expliquer ; car l'expérimentation physiologique n'a point encore réussi à dissiper complètement le mystère qui enveloppe l'origine des globules sanguins. Mais, à défaut de démonstration positive, nous possédons certaines données qui nous mettent sur la voie de la solution désirée. On sait que pendant la digestion, l'absorption introduit dans les veines intestinales la meilleure part des substances alimentaires ; le mélange de ces nouvelles matières avec le sang donne lieu à un abondant précipité de granulations protéiques e graisseuses. Ces granulations seraient le point de départ des globules colorés, qui achèveraient de se former dans le foie. Or le fer, absorbé et faisant partie du mélange, favorise la formation de ces granulations protéiques et se fixe sur elles en vertu d'une affinité toute spéciale : il semble ainsi présider à la naissance des globules, en préparant les éléments qui vont les constituer, et en y mêlant sa propre substance. Comme on le voit, le fer ne produit ce résultat qu'avec le concours des aliments plastiques. On connaît, en effet, l'influence marquée que la nourriture azotée exerce sur la rénovation et le développement des globules [1].

Une fois formés en nombre suffisant, les globules rendent au sang sa vitalité, la plénitude de ses propriétés stimulantes et nutritives. L'appareil nerveux et le système musculaire récupèrent ainsi l'énergie et la régularité de leurs fonctions ; par suite, un accroissement de forces se fait sentir dans les phénomènes de la circulation, dans les actes digestifs, les élaborations glanduleuses et les mutations moléculaires des tissus ; enfin, par un effet de réciprocité, la vigueur de toutes ces fonctions organiques produit et entretient la bonne constitution du sang.

Nous pouvons donc résumer de la façon suivante le rôle multiple du fer employé comme agent thérapeutique :

1° Par influence de contact, il détermine un effet dynamique de stimulation sur les papilles digestives ;

2° Introduit par absorption dans la masse du sang, il y exerce un effet direct de reconstitution et de multiplication de la partie globulaire ;

3° Par la restauration du sang, il produit un effet indirect et secondaire sur les organes de la sensibilité et

---

[1] Il est probable que, pendant l'abstinence, c'est avec les débris des anciens globules usés et détruits que s'opère la régénération des nouveaux.

du mouvement, sur les élaborations diverses qui concourent à l'activité digestive, et sur les opérations intimes qui s'accomplissent dans l'intimité des tissus.

Les cliniciens ont aussi reconnu à la médication ferrugineuse, non-seulement une action *apéritive* qui réveille l'appétit et accélère les actes digestifs, mais encore une action *constrictive* qui, par le fait de la plus grande plasticité du sang, atteint secondairement les solides et les liquides de l'économie, en tonifiant, en resserrant les uns, et en tarissant les flux passifs des autres. Les tissus, devenus moins perméables, retiennent plus facilement un sang devenu moins fluide. Ainsi s'explique la cessation des hémorrhagies, des flueurs blanches, des hydropisies par l'usage interne des martiaux.

La médication ferrugineuse est généralement indiquée dans tous les états morbides qui ont pour cause ou pour effet un sang appauvri, déglobulisé, *déferruginé*, pour ainsi dire. Aucune maladie de long cours ne va sans altérer les principes sanguins, sans amener la débilité constitutionnelle, l'atonie profonde du système vivant. Fût-elle même primitive, l'altération du sang trouverait encore, dans les affections qu'elle engendre, de nouveaux motifs de persistance et d'augmentation. Ainsi, chez les chlorotiques, le sang est plus détérioré après une certaine durée qu'au début du mal.

La plupart des maladies ont donc inévitablement pour résultat commun la ruine du sang, c'est-à-dire la destruction des éléments qui en font la principale richesse. Cet état d'*aglobulie* et d'*hydroémie* constitue essentiellement l'*anémie*.

L'anémie, en réalité, n'est presque jamais qu'un symptôme ; mais comme, prise à part, elle forme un état pathologique bien défini, offrant les mêmes caractères et les mêmes indications, malgré la diversité des conditions originelles, on peut l'étudier comme une maladie proprement dite, distincte par ses symptômes et par ses exigences thérapeutiques. Tantôt elle coexiste avec les affections qui l'ont fait naître et qu'elle contribue à maintenir et même à aggraver, tantôt elle leur survit comme dernier et fâcheux vestige de leur passage.

Quels qu'en soient les précédents morbides, l'anémie se reconnaît aux signes suivants : décoloration et pâleur de la peau et des muqueuses apparentes, surtout des lèvres, des gencives, des paupières ; pouls faible et dépressible, lypothymies, syncopes, palpitations fréquentes, bruit de souffle accompagnant la systole des ventricules du cœur et se prolongeant dans les carotides ; essoufflement, anhélation facile aux moindres mouvements, congestions passagères et variables ; du côté de l'innervation, grande impressionnabilité au froid, sensations vagues dans la tête, névralgies mobiles s'exprimant par des douleurs faciales, crâniennes, intercostales, se localisant avec plus de ténacité dans la région précordiale, sous le sternum, entre les épaules, à l'épigastre ; dyspnée, somnolence profonde et malaise écœurant au réveil ; éloignement des exercices musculaires, mollesse et engourdissement des membres, quelquefois convulsions et même paralysie des muscles et des organes des sens ; du côté de l'appareil intestinal, inappétence ou appétit bizarre, gastralgie, dyspepsie, constipation ; enfin, atonie génitale, stérilité.

Une multitude de causes peuvent produire l'anémie; les principales sont : une alimentation insuffisante, une habitation insalubre, privée d'air et de lumière, un travail excessif, l'abus [des plaisirs sensuels, les hémorrhagies abondantes et répétées , les flux de diverse nature qui épuisent la masse du sang, les maladies qui portent une grave atteinte à la nutrition : maladies aiguës, comme la fièvre typhoïde, le choléra ; maladies chroniques et constitutionnelles, comme la scrofule, la syphilis, le scorbut, les intoxications paludéennes ou métalliques, les cachexies, les lésions organiques, etc.

L'analyse clinique recherche avec soin si l'anémie est simple ou complexe ; elle en étudie les degrés et surtout les formes diverses. Ce sont là autant de sources d'indications plus ou moins importantes qui s'imposent au traitement.

Chacun est anémique à sa manière, et présente dans son état pathologique des différences qui dépendent de la nature de la cause morbifique, de l'absence ou de la prédominance de certaines conditions symptomatologiques.

Depuis le degré où le mal passe inaperçu et même se cache sous de fausses couleurs, jusqu'à celui où il est porté à la cachexie; depuis l'état où il paraît s'être produit spontanément et constituer à lui seul toute l'affection morbide, jusqu'à celui où il provient manifestement d'une lésion organique très-grave et dont il n'est qu'un des symptômes, il y a une foule de degrés intermédiaires et d'états variés, qui constituent comme plusieurs espèces d'anémies. Elles se ressemblent presque toutes,

par l'amoindrissement du système sanguin et par la prédominance des phénomènes nerveux ; mais elles se distinguent les unes des autres assez communément pour
donner lieu à un certain nombre de groupes qui portent
chacun l'empreinte de leur origine spéciale.

Passons rapidement en revue ces différentes espèces
d'anémies.

1° *Anémie chlorotique* — L'anémie n'est qu'une partie
de la chlorose, mais une partie intégrante et constante, au
point que beaucoup d'auteurs ont cru devoir confondre
les deux états morbides sous une commune appellation :
la *chloro-anémie*. Il y a cependant lieu à distinction.

La chlorose, *morbus virgineus, pâles couleurs*, est une
maladie nerveuse, spéciale et presque exclusive à la femme,
surtout à la jeune fille, bien qu'un état analogue, espèce
de *chlorotisme*, se rencontre assez souvent chez les jeunes
garçons. Jusqu'à l'époque de la puberté, la pénurie globulaire du sang ne se traduit guère, dans l'un et l'autre
sexe, que par les simples phénomènes de l'anémie. Mais
au moment où, chez la jeune fille, la sphère génitale
devient le centre, un centre plus impérieux que chez
l'homme, d'une nouvelle activité, il se produit dans toute
l'économie une révolution fondamentale et souvent féconde en orages. La fonction utéro-ovarique semble
d'abord détourner à son profit les forces plastiques de
l'organisme entier, et ne laisser aux autres appareils qu'un
éréthisme nerveux qui en compromet le fonctionnement
normal. Parfois cette épreuve est passagère, et, du foyer
génital suffisamment développé, une expansion de vie gé-

nérale ne tarde pas à rayonner dans tout l'ensemble; mais si le nouveau travail est entravé, soit par les troubles nerveux qu'il suscite, soit par la défectuosité native ou accidentelle du sang, on voit apparaître un état pathologique tout spécial : la chlorose, maladie à cachet presque indélébile et dont les fâcheuses tendances se renouvellent d'une façon plus ou moins manifeste, toutes les fois qu'une atteinte perturbatrice sera portée à la fonction utéroovarique ou à la santé générale.

On l'a dit avec raison, la chlorose domine la pathologie de la femme ; non-seulement elle apparaît comme cause ou comme effet dans la plupart de ses maladies ; mais encore, les marquant de sa triste empreinte, elle les aggrave ou les complique, en leur apportant son cortége de troubles menstruels et digestifs.

La chlorose ne se présente pas toujours sous ses dehors les plus saisissants de décoloration jaune-verdâtre, de débilité physique ou morale ; quelquefois elle revêt une physionomie bien différente et capable de faire prendre le change à qui chercherait ailleurs que dans la chlorose la source des aberrations sensitives et des accidents convulsifs ou vaporeux de l'hystérie qu'éprouvent certaines malades. Cet insidieux état, *chlorosis fortium,* qui nous rappelle le conseil du poète :

...... Nimium ne crede colori,

se rencontre assez souvent chez les femmes brunes et vigoureuses, aux joues colorées, d'un sang riche en apparence, et que leur robuste constitution ou la vie des champs ont préservées pendant longtemps de toute maladie nerveuse. Les malaises et les névropathies dont elles se plaignent, la pléthore paraît, au premier coup d'œil, en être responsable; et cependant la saignée et les débilitants ne font qu'exaspérer leur état de souffrance. Le fer est en réalité leur seul remède, parce que, chez elles, tout le mal consiste en un fonds de chlorose, dont la funeste influence se fait déjà ressentir sur le sang et le système nerveux.

2° *Anémie de la grossesse.* — A côté de la chloro-anémie à aspect pléthorique vient naturellement se placer l'état hydro-anémique des femmes enceintes. L'observation des accoucheurs modernes et les analyses hématologiques ne laissent aucun doute sur la nature des altérations presque constantes que subit le sang pendant la gestation. Il y a diminution notable du chiffre des globules rouges et augmentation numérique des globules blancs, ainsi que des proportions d'eau et de fibrine.

Cette modification du sang apparaît comme un des premiers effets des troubles sympathiques que la digestion et la nutrition éprouvent de la part du travail gestateur; elle explique à son tour les perturbations fonctionnelles plus ou moins inquiétantes qui traversent le cours de la grossesse.

Quelquefois cette espèce d'anémie se trahit par la pâleur et l'inertie organique qui caractérisent la chlorose franche; mais très-souvent, au contraire, elle se cache sous les apparences d'une riche coloration et d'un excès d'activité dans les fonctions plastiques; on dirait comme un débordement de la plus florissante santé.

On croyait encore, il y a quelque vingt ans, que chez la femme enceinte les palpitations, les vertiges, les bouffées de chaleur, les suffocations, les rougeurs subites de la face, etc., dépendaient nécessairement d'un état pléthorique, et l'on ne trouvait rien de mieux, en ces cas, que de recourir à la saignée, devenue ainsi d'une pratique banale dans le traitement de la grossesse. La saignée soulage, en effet, en dissipant momentanément les congestions et l'étouffement; mais bientôt les phénomènes nerveux et fluxionnaires ne manquaient pas de revenir, plus incommodes et plus opiniâtres. Aujourd'hui que la vraie cause de ces accidents est parfaitement connue, le praticien en a prompte et durable raison, en cherchant à reconstituer le sang au lieu de l'appauvrir, en employant le fer, non sous forme de lancette, mais engagé dans les préparations les plus avantageuses de l'art pharmaceutique.

3° *Anémie des grandes villes, des manufactures, des mines, des prisons*, etc. — L'espèce d'anémie que nous signalons ici est loin d'être rare; elle est, en quelque sorte, endémique dans les grands centres de population, les ateliers, les dortoirs, les salles d'étude, dans tous les lieux confinés où l'air ne se renouvelle pas suffisamment et se vicie par le fait des innombrables respirations et combustions qui s'y accomplissent. Le plus simple observateur sait distinguer à première vue les gens qui habitent de pareils milieux, de ceux qui vivent au grand air. Il n'est pas besoin non plus d'être grand physiologiste pour comprendre ou pour expliquer l'appauvrissement du sang, l'étiolement et la débilité organique, qui s'emparent d'une façon progressive, mais inévitable, des personnes privées habituellement de leur ration suffisante d'air, surtout d'air pur.

L'air atmosphérique, cet indispensable *pabulum vitæ*, joue un rôle souverain dans les conditions de la santé. On connaît l'action vivifiante d'un de ses éléments, c'est-à-dire l'action de l'oxygène sur le sang et sur les principes combustibles de l'économie, dans les mutations interstitielles des tissus. L'air n'a pas de meilleur réactif que l'organisme, et c'est le liquide sanguin qui se ressent le premier des altérations du fluide aérien, soit qu'il y trouve moins d'oxygène, soit qu'il y puise plus de miasmes. On peut en constater les divers résultats, depuis la simple matité du teint jusqu'à la cachexie anémique, depuis la simple pénurie du sang et l'émaciation squelettique jusqu'à la pléthore séreuse et l'épaisse bouffissure des chairs. Aussi a-t-on eu raison de dire : *tel air*, *tel sang*.

L'anémie du *mauvais air* n'épargne aucun âge, aucun sexe, aucune profession, mais elle atteint plus vite et plus profondément les jeunes filles et les femmes qui passent une vie sédentaire dans les pensionnats, les ateliers, les comptoirs, les boutiques, les appartements situés en des rues sombres et humides. A la vérité, l'étiologie de cet appauvrissement sanguin est assez complexe et se trouverait activement combattue par les préceptes de l'hygiène sur l'aération, la nourriture, l'habitation, les exercices musculaires, la durée du travail; mais trop souvent ces utiles préceptes ne peuvent recevoir qu'une application insuffisante et restent impuissants à prévenir ou à dissiper le mal. La thérapeutique doit donc intervenir contre cette anémie commençante ou confirmée, et elle ne peut lui opposer de moyen plus héroïque que la médication ferrugineuse, le fer étant, nous ne craignons pas de le répéter, l'agent le plus capable d'augmenter l'affinité des globules pour l'oxygène, d'entretenir la vitalité du sang, et de stimuler les fonctions digestives. Même avec la meilleure nourriture, l'habitant des villes a souvent tout avantage à utiliser cet auxiliaire vivifiant, à titre d'aliment complémentaire plus encore qu'à titre de remède.

4° *Anémie de la faim, de la dyspepsie*, etc. — Toutes les fois que l'alimentation ne suffit pas à réparer les pertes incessantes que subit l'organisme dans le tourbillon vital, l'appauvrissement sanguin est inévitable; il y a à la fois diminution de la masse du sang et diminution relativement plus grande de ceux de ses élements qui s'usent le plus vite, notamment des globules rouges. L'état exsangue des individus qui meurent *inanitiés* constitue le terme extrême de cette espèce d'anémie; mais le plus souvent c'est à des degrés beaucoup moins avancés que celle-ci se présente à l'observation médicale.

Nombreuses et variées sont les circonstances qui la provoquent et l'entretiennent. Contentons-nous de citer les longues privations, l'insuffisance de la ration alimentaire, les substances indigestes mal supportées, peu ou pas réparatrices, les vomissements opiniâtres après le repas, l'inappétence prolongée, la dyspepsie, la gastralgie, enfin tous les troubles fonctionnels ou organiques qui persistent à entraver, à amoindrir les élaborations et l'absorption intestinales.

Quand cette pénurie du sang et des hématies dépend de l'insuffisance ou de la nature des aliments, l'indication curative est toute simple : elle consiste à donner une nourriture plus abondante et de meilleure qualité, et le mal est bientôt réparé, surtout chez les hommes qui ont bon estomac. Mais il n'en est plus de même si l'on a affaire à des femmes mal nourries, à des malades énervés, à des hommes de cabinet, à des personnes qui ne digèrent que d'une façon douloureuse, incomplète, peu profitable, et chez qui l'anémie, produite par le défaut de la réparation alimentaire, entretient et aggrave le désarroi de la fonction digestive, en condamnant à l'inertie ou à une sensibilité perverse, suivant les cas, les organes chargés des préliminaires indispensables de la sanguification. A la réforme du régime alimentaire, il faut donc ajouter, selon les sujets, l'emploi des moyens stimulants ou antispasmodiques que la thérapeutique sait associer aux agents toniques et réparateurs. Certaines préparations ferrugineuses répondent heureusement à ces complexes indications.

5º *Anémie des pays chauds, anémie des gens employés au gros soleil, aux fourneaux,* etc. — Quelle que soit la facilité avec laquelle l'économie vivante se plie aux rigueurs des climats et des températures les plus contraires, on ne peut méconnaître que c'est dans les conditions moyennes qu'elle garde le mieux l'équilibre des fonctions et la plénitude de la santé. L'influence des extrêmes est pour elle une épreuve toujours rude et quelquefois nocive, malgré les effets de l'habitude. L'ardeur du soleil des tropiques, non moins que l'ombre humide des cachots, use profondément le sang. On connaît cette espèce d'anémie qui est commune aux habitants des pays chauds, et dont nous voyons chaque jour de plus fréquents exemples chez les Européens qui nous reviennent de la Cochinchine, de l'Afrique, du Mexique, etc. Il est vrai que, dans son étiologie, on ne doit pas oublier le trouble habituel de l'appareil digestif, la *colique sèche*, ni l'impaludation si pénétrante, qui n'épargnent presque personne sous ces brûlants climats ; mais la part directe qui revient à l'excès des chaleurs dans le développement de cette dyscrasie sanguine, est assez importante pour justifier l'appellation d'*anémie des pays chauds*. Elle figure aussi parmi les suites de la *calentura*.

Une anémie de même ordre, par l'analogie de la cause et du cachet symptomatique, est observée assez souvent sur des gens que leur profession expose journellement à de hautes températures : tels sont les chauffeurs, les verriers, les hommes de cuisine, etc. Chez ces gens-là, la décoloration du teint serait encore plus accusée et les troubles anémiques plus fréquents, s'ils ne trouvaient dans une alimentation abondante, éminemment réparatrice, et même dans des habitudes de bonne chère, une défense soutenue contre l'action altérante du feu des fourneaux. Néanmoins, bon nombre de ces anémiques restent encore tributaires de la médication ferrugineuse.

6º *Anémie par déperdition considérable des liquides de l'organisme, après hémorrhagies, suppurations intarissables, phagédénisme, sueurs profuses, diarrhées incoercibles*, etc. — D'après le sens littéral du mot, comme par la réalité de la chose, le type des anémies est évidemment cet état plus ou moins exsangue qui survient dans le système vasculaire par le fait d'une excessive hémorrhagie. En aucun autre cas, les phénomènes anémiques, débilitation, désordres nerveux, syncope, ne sont aussi franchement pathognomoniques que chez les individus qui ont perdu tout à coup ou peu à peu une partie notable de leur sang.

Ce résultat commun des hémorrhagies est de notion vulgaire ; mais ce qui est plus difficile et beaucoup plus important à connaître et à atteindre, ce sont les causes mêmes qui ont produit les déperditions sanguines.

Les unes offrent d'elles-mêmes leur explication, exemple les hémorrhagies d'origine traumatique, plaies, blessures, opérations, saignés excessives ; d'autres se montrent comme l'exagération d'une perte de sang physiologique ou d'une fluxion habituelle, comme accidents de la menstruation, des accouchements, des hémorrhoïdes ; les autres, enfin, dont la qualification de *spontanées* n'indique bien que l'ignorance où nous sommes le plus souvent de leurs vraies causes, se rapportent, soit à des conditions anormales du sang, pléthore, fluidité extrême native ou accidentelle ; soit aux altérations des solides, à la rupture des vaisseaux dans des tissus en voie de désorganisation, comme en produisent la tuberculisation,

le cancer, les ulcères variqueux, les gangrènes, les ulcé-
rations intestinales, etc.

Il va sans dire que le groupe de ces anémies, d'origine
hémorrhagique, emprunte une gravité toute spéciale à
chacune des affections morbides dont l'appauvrissement
du sang n'est qu'un symptôme secondaire ; mais quelquefois aussi l'anémie constitue l'élément principal de l'état
du malade, et donne lieu à une indication majeure, la
reconstitution urgente du sang par les toniques et par le
fer. Ce résultat est promptement obtenu, quand l'hémorrhagie a été accidentelle et que les sujets ont con-
servé l'activité de la fonction digestive.

L'emploi des martiaux devient surtout indispensable et
remplit une double indication, dans ces cas de ménor-
rhagies et de pertes utérines trop abondantes, dont la
chloro-anémie est tout ensemble la source et le produit ;
car alors le fer agit tout à la fois comme spécifique de la
chlorose et comme reconstituant plastique et hémo-
statique. Il faut donc chercher à refaire le sang par tous
les moyens possibles, dans les intervalles qui séparent
ces redoutables époques menstruelles.

L'épuisement anémique peut encore provenir d'autres déperditions considérables dont la masse du sang
fait en définitive les principaux frais ; qu'il nous suffise
de citer les suppurations vastes et prolongées, les
sueurs profuses, les flux intarissables de diarrhée et de
catarrhe utérin, les grandes hydropisies.

D'un autre côté, tant qu'il y a pénurie et défaut de
vitalité du sang, ces divers états morbides, avec l'adyna-
mie qui les accompagne, sont peu susceptibles d'amende-

ment. Aussi les médications propres qui conviennent à chacun d'eux restent-elles le plus souvent stériles, si on ne leur associe pas l'usage des toniques et des reconstituants, notamment des martiaux.

7° *Anémie par intoxication; anémie paludéenne, syphilitique, saturnine,* etc. — Les poisons, les venins, les virus, toutes les matières septiques que l'absorption introduit dans le corps, vont d'abord et nécessairement imprégner et corrompre le sang; celui-ci leur sert ensuite de véhicule et de moyen de dissémination dans les diverses parties de l'organisme. Plus tard, à une époque variable suivant les conditions individuelles ou la nature de l'empoisonnement, le liquide sanguin se trouve plus ou moins atteint dans sa composition et sa vitalité, soit comme conséquence de l'altération primitive, soit comme résultats secondaires du trouble que les agents toxiques imposent aux fonctions réparatrices. Nous ne consignerons ici que quelques exemples de ce groupe d'anémies.

L'*anémie paludéenne* est connue de tout le monde. Qui ne connaît, en effet, le teint pâle et terreux, la complexion chétive, l'atonie physique et morale de la population des Dombes et de la Sologne? c'est là un des principaux types de l'appauvrissement constitutionnel et chronique du sang. Une dégénérescence analogue s'empare aussi des individus qui se sont exposés à une impaludation accidentelle et ont contracté la fièvre intermittente; témoins ces citadins que les plaisirs de la chasse ou de la pêche ont entraînés dans des pays marécageux. Après quelques accès, l'altération du sang est manifeste et ne fait que s'accroître par suite de l'embarras de l'appareil intestinal et de l'inertie des actes nutritifs.

Dans ces cas complexes, une des principales indications thérapeutiques consiste donc à rendre au tube digestif la liberté et l'activité de ses fonctions. On assure ainsi le succès, non-seulement des agents fébrifuges, mais encore des moyens toniques et réparateurs que réclame l'anémie des fébricitants.

La *syphilis* a aussi son anémie. L'infection constitutionnelle s'est à peine réalisée, que déjà le sang accuse les atteintes portées à sa vitalité. Les sujets éprouvent un affaiblissement général, des lassitudes inaccoutumées; leur teint devient blême et terne avec des marbrures diffuses; aux moindres exercices musculaires, ils sont pris de fatigue, de palpitations, de vertiges, etc. Le nombre des globules rouges du sang descend quelquefois à la moitié du chiffre normal. Cette anémie est féconde en névralgies spontanées, comme la céphalée, les douleurs rhumatoïdes qui ne s'exaspèrent ni sous la pression des doigts ni par les mouvements. Elle ne tarde pas à prendre les allures de la chlorose chez les femmes et chez les jeunes gens efféminés. Souvent on la voit s'accroître avec l'évolution des accidents syphilitiques ou sous l'influence des médicaments spécifiques; quelquefois même elle persiste avec la plus grande ténacité, après la guérison du mal qui lui a donné naissance.

La médication tonique est généralement indiquée dans le traitement de la syphilis à ses diverses phases; elle seconde puissamment l'action spécifique du mercure et de l'iodure de potassium ; mais rien ne vaut les ferrugineux contre cette espèce de chloro-anémie ; l'influence curative en est même si manifeste, que beaucoup de praticiens ne craignent pas de considérer le fer comme un antisyphilitique.

L'*anémie mercurielle* est souvent une conséquence des traitements médicaux ; elle peut aussi provenir de certaines conditions professionnelles dans lesquelles on est exposé aux vapeurs hydrargyriques. L'action altérante du mercure, qui va quelquefois jusqu'à l'état cachectique, porte le premier coup à l'intégrité du sang ; plus tard l'appauvrissement de ce liquide s'achève par suite des accidents de la mercurialisation, flux salivaire, troubles digestifs, désordres nerveux.

L'*anémie saturnine* se présente avec des symptômes très-saisissants dans la *colique des peintres,* dans l'intoxication professionnelle ou accidentelle par le plomb. On connaît plus de trente corps de métiers qui sont plus ou moins voués à ses redoutables effets. Teinte jaune-pâle caractéristique, décoloration de tous les tissus, amaigrissement, analgésie, déglobulisation du sang, entéralgie, telles sont les principales manifestations de l'anémie saturnine.

Nous ne ferons que mentionner ici les autres espèces d'anémies qui dérivent des *empoisonnements chroniques* par le *sulfure de carbone* employé dans l'industrie pour dissoudre le caoutchouc, par l'*ergot de seigle,* que des

années pluvieuses prodiguent quelquefois à l'alimentation publique, par l'*opium*, le *tabac*, le *haschich*, les
liqueurs alcooliques ; toutes substances dont l'abus pro-
gressif fait autant de fléaux redoutables pour les diverses
civilisations actuelles.

Chacune de ces substances jouant le rôle de poisons,
surtout par l'abus qu'on en fait, produit dans l'organisme
ses ravages spéciaux et caractéristiques; mais toutes abou-
tissent à la ruine des fonctions nutritives et à la détério-
ration du sang. Il faut donc, après avoir atteint l'empoisonnement dans sa source, recourir à la médication
tonique et ferrugineuse, seule capable de triompher des
conséquences anémiques de l'intoxication.

8° *Anémies consécutives aux maladies aiguës, aux
maladies chroniques, aux diathèses ; anémie de la conva-
lescence.* —Quelques jours de diète ou de simple maladie
suffisent pour affaiblir le sang. Quelle altération plus ra-
dicale ne doivent pas produire sur ce liquide, soit les
affections aiguës qui ébranlent profondément l'économie
pendant plusieurs semaines et des mois entiers, soit
surtout les maladies chroniques, qui durant de longues
années épuisent les sources de la vie!

Parmi les maladies aiguës, contentons-nous de citer
les *fièvres éruptives, la fièvre typhoïde, le choléra, les
inflammations viscérales,* qui suspendent ou dévient le
cours des fonctions réparatrices de l'économie. Après
l'excitation de la première période, on voit survenir une
dépression générale, comme une usure des forces ; vers
la fin de la maladie, débilité dont l'état anormal du sang

est la principale cause de persistance et d'aggravation, ainsi que cela a lieu habituellement dans l'*anémie des convalescents*.

Mêmes résultats de la part des maladies chroniques. Non-seulement elles entravent la rénovation du sang, mais encore elles en dénaturent la composition, soit en lui enlevant quelques-uns de ses principes normaux, soit en l'adultérant par le mélange d'éléments pathologiques. Parmi ces maladies chroniques, nous signalerons seulement celles qui atteignent matériellement les organes essentiels ou importants de l'économie, comme les *lésions organiques du cœur*, de l'estomac, des *centres nerveux*, du foie, des *reins* ; l'*albuminurie*, le *diabète sucré* , la *leucémie*, etc.; certaines affections diathésiques : la *scrofule*, la *phthisie tuberculeuse*, le *cancer*. De ces états morbides, les uns conduisent à la pénurie du sang et au marasme; les autres à l'hydroémie, aux infiltrations séreuses, à la bouffissure des chairs ; tous déterminent l'altération anémique qui se traduit un peu diversement suivant la nature des lésions et des causes morbifiques. Mais quelle que soit la variété des symptômes, ce fonds d'anémie, commun aux maladies de langueur avec lésions organiques, conseille généralement de recourir à la médication tonique, et même à l'usage des ferrugineux; seulement c'est là une question d'opportunité et de tact médical. L'expérience clinique a reconnu, en effet, que le fer convient peu, soit dans le traitement des maladies diathésiques fertiles en irritations , soit dans celui des lésions organiques qui marchent avec une grande rapidité, quand l'activité du système nerveux est incessamment exaltée,

quand enfin le sang ne présente pas simplement un défaut de proportion de ses éléments constitutifs, mais une
véritable viciation par le fait des principes morbides qui
l'ont infecté.

Aussi la médication ferrugineuse est-elle contre-indi-
quée dans les cas de scrofules et de tubercules à marche
aiguë et galopante, affectant la forme appelée *floride*. Elle
est, au contraire, d'une grande utilité chez les scrofuleux
et les tuberculeux dont le mal évolue lentement, sous
la forme *torpide*, sans fièvre, sans phlegmasie prononcée.
Elle rend alors à l'économie languissante une résistance
active qui l'emporte quelquefois sur l'obscur développement du travail morbide, et en atténue toujours les
manifestations locales.

Il serait donc aussi irrationnel de donner toujours du
fer aux phthisiques, que de ne leur en donner jamais;
toutefois son administration, dans les cas qui en sont
tributaires, doit être attentivement surveillée. C'est alors
qu'il faut choisir, parmi les préparations martiales, celles
qui possèdent la plus douce efficacité pour stimuler les
actes nutritifs et pour réparer le sang, celles qui fati-
guent le moins l'estomac et qui se prêtent le mieux à tous
les degrés d'un dosage prudent. Sous ce rapport, le sirop
à l'acétate de fer et à l'écorce d'orange a fait ses preuves
et se recommande spécialement à la préférence des praticiens, tant par l'innocuité de son emploi que par la
pénétration et la permanence de son action tonique.

Comme appendice à l'ensemble des divers états morbides dans lesquels l'anémie joue un rôle principal et

qui, partant, réclament la médication ferrugineuse, qu'il nous soit permis d'ajouter le groupe des troubles et des lésions qui, comme origines ou comme conséquences de l'appauvrissement sanguin, affectent l'appareil génital et entravent les fonctions de la vie de l'espèce.

Ces états pathologiques des organes générateurs se traduisent par des névralgies localisées sur l'ovaire et sur l'utérus, par l'aménorrhée, la dysménorrhée, les écoulements leucorrhéiques, les catarrhes utérins, la ménorrhagie passive, etc.; par les pertes séminales involontaires, l'atonie de tout le système génital, l'impuissance, la stérilité. Il est bien rare que l'anémie y soit étrangère, et cela se comprend, si l'on réfléchit aux influences réciproques du sang sur l'activité des fonctions, et des fonctions sur la valeur du sang. C'est un cercle vicieux auquel la sphère génitale échappe moins que tout autre appareil organique. Comment, d'ailleurs, pourrait prospérer la *vie de l'espèce*, une vie de luxe, quand le sang appauvri ne suffit même pas à entretenir convenablement les fonctions les plus nécessaires de la *vie individuelle*? Si celle-ci est en souffrance chez les anémiques, combien la première ne doit-elle pas être plus gravement compromise?

D'un autre côté, on connaît l'action stimulante du fer sur les organes de la génération; elle est sensible chez les sujets sains soumis à l'expérience des ferrugineux; elle ne tarde pas à leur susciter un orgasme vénérien assez énergique; mais elle est encore plus saisissante chez les malades à qui elle parvient à rendre des facultés per-

4

dues. L'expérience clinique a démontré, en effet, que, dans ce remontement général que la médication ferrugineuse imprime à l'économie entière, la plus heureuse modification va retentir sur l'état organique et fonctionnel de l'appareil génital. Comme témoignage, un peu hyperbolique peut-être, de cette puissante influence, nous pouvons rappeler que les bourgeois de Francfort avaient jadis la précaution de stipuler dans leurs contrats de mariage que leurs femmes n'iraient que deux fois en leur vie aux eaux minérales ferrugineuses de Schwalbach, de crainte qu'elles ne fussent trop fécondes. Quoi qu'il en soit de cette opinion exagérée, il est certain que l'emploi des martiaux se montre très-efficace contre les aménorrhées, les dysménorrhées, les catarrhes utérins, etc., et que souvent il réussit à faire cesser l'impuissance et l'infécondité.

§ III.

ÉTUDES EXPÉRIMENTALES SUR LA VALEUR COMPARÉE
DES PRÉPARATIONS MARTIALES; SUPÉRIORITÉ DU SIROP
D'ACÉTATE DE FER A L'ÉCORCE D'ORANGE.

Utile dulci.

Les études expérimentales que nous avons pour-
suivies dans notre laboratoire, durant plusieurs années,
sur les diverses préparations ferrugineuses et plus particulièrement sur le *sirop anti-anémique,* nous ont donné
des résultats comparatifs qui, nous l'espérons du moins,
sauront intéresser les hommes voués à la pratique de l'art
médical. Ce n'est pas que nous regardions les données de
la chimie physiologique comme fournissant exactement
et toujours l'explication et la mesure des effets médicamenteux. Trop souvent même elles ne constituent qu'une
base fragile pour la thérapeutique, et nous sommes con-
vaincu que, en fait de médicaments, c'est à l'expérience
clinique seule qu'appartient le droit d'en contrôler la
valeur, de les juger à l'œuvre et de prononcer en dernier
ressort. Mais il faut aussi convenir que les recherches
théoriques et expérimentales *in vitro,* surtout en ce qui
concerne les différentes préparations ferrugineuses, sont
loin d'être stériles ; elles préparent en quelque sorte la
voie des applications pratiques et rendent compte, en
partie, de la diverse influence des différents martiaux sur
les malades. Les essais cliniques qu'un grand nombre de
médecins ont bien voulu faire de notre nouvelle prépa-

ration, ont confirmé d'ailleurs les données acquises dans nos manipulations de laboratoire.

Avant de faire connaître ces résultats, nous croyons devoir rappeler sommairement les conditions expérimentales qui ont servi à nos recherches.

Du suc gastrique ; moyens employés pour l'obtenir.— Le chien qui a plus particulièrement servi à nos expériences, était d'assez forte taille, de bonne constitution, soumis à une vie régulière, au grand air, à des repas bien réglés. Il était porteur d'une fistule gastrique établie dans les meilleures conditions, et qui restait exactement fermée en dehors du temps des expériences.

Le matin, après avoir débouché et nettoyé la canule, nous faisions boire l'animal, pour débarrasser l'estomac des mucosités et des substances non digérées qui s'y trouvaient. Puis, nous adaptions un petit ballon de verre à la canule, et nous donnions au chien environ 100 gr. de bonne viande crue ou cuite, par petits morceaux, tantôt du cœur de bœuf, tantôt du filet, sans graisse ni débris d'os. En moins d'un quart d'heure, il s'était produit de 150 à 200 grammes de suc gastrique presque limpide et de bonne nature.

Le suc gastrique qui s'écoule ainsi de l'estomac, n'a pas la même couleur à tous les moments de sa sortie : tout d'abord il est comme de la lavure de chair, d'une teinte empruntée à la viande ingérée ; mais à mesure que la digestion avance, il s'épaissit et devient grisâtre. Après la filtration, toutes ces nuances disparaissent ; il reste diaphane, jaune paille ou rosé clair.

Il rougit le papier de tournesol, et demande environ 2 °/₀ de carbonate de soude pour devenir neutre. Sa saveur est aigrelette ; son odeur et son goût de viande sont peu sensibles.

Nous ne rappellerons ici que pour mémoire la composition du suc gastrique, dont l'analyse a été faite si souvent :

Le suc gastrique contient pour 100 gram. :

```
Eau.........  94
Sels divers....   3          ( phosphates, chlorures. )
Acides libres...   0,20 à 0,50  ( lactique, chlorhydrique. )
Pepsine.......  2,50 à 3.
```

100 grammes de suc gastrique évaporé à siccité, nous ont donné en moyenne 6 gram. de matières extractives.

Ce suc est sujet à varier quant à l'activité de sa vertu digestive, à la nature de son acide, et à la quantité fournie par l'estomac dans un temps donné. Lorsque l'atmosphère était à l'orage, le suc recueilli par le même procédé que les autres jours, était moins abondant et moins digestif. Ce phénomène est constant ; chez tous les chiens qui nous ont servi, nous l'avons noté chaque fois que le temps était mauvais.

Le suc gastrique se conserve longtemps sans s'altérer. On nous en a donné plus d'un litre, qui datait de trois ans ; nous en avons aussi gardé pendant un mois de l'été, dans un vase à peine fermé, et l'un et l'autre digéraient encore très-bien la viande et n'avaient rien perdu de leur odeur, ni presque rien de leur aspect; seulement nous le filtrions une fois par semaine.

Quand on soumet le suc gastrique à l'action de la chaleur, il ne tarde pas à se troubler ; cet effet commence à se manifester vers +55°, et semble atteindre son maximum à 65°. Vers 75° il se dépose au fond du vase un précipité blanchâtre, floconneux, semblable à celui qu'on obtient en traitant le suc gastrique par l'alcool. C'est par l'action de l'alcool anhydre que Frerichs dégage la pepsine.

Le suc gastrique *cru*, ou qui n'a pas été trop chauffé, peut faire la digestion hors de l'estomac ; c'est-à-dire que, maintenu pendant quatre heures à une température de 30° à 36°, il opère la désagrégation et la dissolution des substances albuminoïdes qui sont soumises à son action. Chauffé à 55°, il perd sa propriété digestive, et si par la filtration on sépare du liquide le précipité qui se forme, ni la partie précipitée et redissoute dans l'eau distillée, ni la partie liquide, l'une et l'autre acidifiées ou non, ne peuvent plus faire la digestion artificielle. Examiné au microscope, ce précipité ne laisse apercevoir aucune forme organisée, ni aucun des globules de ferment : c'est une matière amorphe. On y trouve quelques bulles d'air emprisonnées dans la masse pâteuse, des rudiments cristallins cubiques de chlorure de sodium, des débris d'épithélium, des fragments de substances avalées accidentellement par l'animal.

Si l'on fait évaporer le suc gastrique au bain-marie et à l'air libre, le dépôt en question ne tarde pas à apparaître, et se précipite aussitôt que la température arrive à 55°. Ce résidu, avec ou sans addition d'acide, ne digère plus les aliments.

Nous avons aussi évaporé du suc gastrique dans le

vide sec et à froid. Le résidu obtenu est couleur de miel, ayant l'apparence d'un extrait, attirant l'humidité de l'air, se dissolvant lentement, mais intégralement, dans l'eau, où il reprend la teinte primitive du suc gastrique, mais en perdant toute propriété digestive. On sait d'ailleurs que l'acidité du suc gastrique est variable et qu'elle dépend tantôt de l'acide lactique, tantôt de l'acide chlorhydrique, selon la nature des aliments.

Que faut-il penser de cette substance particulière qu'on appelle *pepsine, gastérase*, et sans laquelle le suc gastrique ne saurait digérer les matières azotées de l'alimentation ?

Nous dirons simplement que cette matière, dont les caractères sont vagues et mal définis, est une substance difficile à obtenir ; que les essais que nous avons faits, nous ont démontré d'une manière certaine que ce corps solide, blanc, amorphe, sans saveur, soluble dans l'eau, ne désagrège pas les aliments comme le fait le suc gastrique *hors de l'estomac*. Son action digestive serait-elle donc détruite par sa séparation d'avec la partie liquide ; ou bien la préparation que nous en avons faite aurait-elle été défectueuse ? La première supposition nous paraît plus admissible [1].

---

[1] Voici, du reste, ce que nous avons constaté dans la préparation de ce produit : vers la fin de l'opération, alors qu'il ne restait plus qu'une petite quantité de cette matière, il s'est développé une coloration violette foncée ; et, au moment où l'on faisait fonctionner la machine pour refaire le vide, il s'est dégagé une certaine quantité d'acide chlorhydrique à l'état de gaz (phénomène signalé par MM. Claude Bernard et Bareswill) qui sortait par le corps de pompe de la machine, en répandant aussitôt d'abondantes fumées. En même temps, la matière en dessiccation s'est boursoufflée, et, l'opération étant finie, il ne restait plus qu'un

Action du suc gastrique sur les sels de fer solubles.
—Examinons maintenant comment se comporte le suc gastrique en présence d'un sel de fer soluble , et quelle est son action dissolvante sur les sels de fer insolubles.

Avec le *chlorure ferreux.* —Précipité gris blanc, légèrement verdâtre; vingt-quatre heures après, ce mélange ne digérait plus la viande.

Chlorure ferrique. — Point de précipité, et, comme avec le chlorure ferreux, nous n'avons pu constater son action digestive.

Sulfate ferreux.— Précipité grenu, floconneux, gris; vingt-quatre heures après, nous avons pu faire digérer de la viande; ce liquide, séparé du dépôt par la filtration, ne digère plus que très-imparfaitement.

Sulfate ferrique.—Précipité lent à se former ; comme le précédent, ce mélange conserve les propriétés digestives.

Lactate ferreux. — Précipité immédiat qui se dépose rapidement. Que ce précipité soit ou non séparé du liquide par la filtration, la digestion n'est pas aussi complète qu'avec le suc gastrique seul.

Acétate ferreux. — Précipité immédiat qui se dépose rapidement. —La liqueur conserve une teinte verdâtre,

---

mince résidu violacé. Ce résidu a été examiné au microscope, il ne nous a laissé apercevoir aucune forme organisée ou minérale.

Dissous dans l'eau, il ne digère plus, même avec l'addition des acides chlorhydrique et lactique. Nous devons dire que ces digestions n'ont pas duré moins de cinq heures, temps plus que suffisant pour une digestion ordinaire. Quant à la coloration violette, due évidemment à l'influence de l'acide chlorhydrique, elle indique, ou qu'il existe une forte dose de matière albuminoïde, ou bien que la pepsine se comporte elle-même comme une matière albuminoïde.

celle propre aux sels de fer au minimum. Non filtré, ce mélange digère complètement. Après la filtration , nous constatons une différence en moins.

Acétate ferrique. — Décoloration instantanée du sel ferrique.—Précipité abondant qui se dépose rapidement; — le mélange digère moins bien après la filtration qu'avant.

Tartrate ferrico-potassique. — Décoloration instantanée du sel ferrique. — Précipité abondant, gris blanc. — Ce mélange ne digère plus, si on sépare le dépôt par la filtration. •

Citrate de fer ammoniacal. — Précipité abondant, mais la liqueur ne se décolore pas ; le précipité reste rougeâtre; nous constatons l'absence de son action digestive.

Pyrophosphate de fer des pharmacies (pyrophosphate de fer et de soude). — Précipité abondant ; teinte verdâtre.—Avant la filtration, le suc digère la viande ; après la filtration, il ne la digère plus.

On voit, par ce qui précède, que tous les sels de fer solubles que nous avons essayés, le chlorure ferrique excepté , précipitent le suc gastrique , ou se combinent avec lui pour former des précipités. Il n'y a de différence réelle entre eux que par le volume floconneux de ces précipités et par le temps que met le précipité à se déposer.

Avec le concours du microscope , nous avons vu chez tous une matière amorphe semblable au précipité que l'on obtient en chauffant le suc gastrique. Nous retrouvions aussi les cristaux des sels ferrugineux.

Quant à la propriété digestive du mélange , nous l'avons constatée se modifiant singulièrement suivant les cas : en général, la combinaison du sel de fer influe beau-coup sur l'action désagrégeante du suc gastrique, surtout si l'on sépare par la filtration le dépôt formé par l'addition d'une solution ferrugineuse.

Nous donnerons plus loin le relevé exact des apprécia-tions que nous avons pu faire de l'action digestive du suc gastrique, lorsqu'il est en présence des différents mar-tiaux.

Nous allons indiquer la quantité de fer que le suc gas-trique peut dissoudre, soit seul, soit en présence des aliments.

Nous avons appliqué nos essais à la limaille de fer por-phyrisée, au fer réduit par l'hydrogène et à quelques sels de fer les mieux connus et les plus employés en médecine.

Si nous nous sommes servi, pour chacune de nos expériences, de 100 grammes de suc gastrique, nous avons avec intention agi sur des quantités différentes de produits ferrugineux.

Toutes nos expériences de digestions artificielles ont été faites avec |un mélange de plusieurs sucs gastriques, et dont nous nous étions préalablement assuré de l'action digestive.

Les tableaux suivants indiquent les moyennes en poids du fer dissous par le suc gastrique ; chacune de ces moyennes représente cinq analyses, soit en tout, vingt analyses pour chaque produit ferrugineux.

Nous ne nous sommes pas servi exclusivement de viande ; nous avons aussi employé le pain, les légu-mes, etc., tous ces aliments cuits et assaisonnés comme à la cuisine.

Lactate de fer avec viande.

Quantité de suc gastrique employée.	Lactate de fer mis en digestion.	Lactate de fer dissous.	Peroxyde de fer obtenu.	D'où, fer pur.
100 gram.	0,60	0,420	0,120	0,084
100 —	2,00	1,470	0,420	0,294
100 —	4,00	2,520	0,720	0,504
100 —	2,00	1,550	0,380	0,266
400 gram.	8,60	5,740	1,640	1,148

Lactate de fer sans viande [1].

Quantité du suc gastrique employée.	Lactate de fer mis en digestion.	Lactate de fer dissous.	Peroxyde de fer obtenu.	D'où, fer pur.
100 gram.	2 gram.	1,775	0,508	0,355
100 —	4 —	5,457	0,982	0,687,4
100 —	1 —	0,994	0,284	0,198,8
100 —	2 —	1,522,5	0,455	0,504,5
400 gram.	9 gram.	7,728,5	2,209	1,545,7

[1] Nous ferons observer que nous avons ici affaire à un sel soluble en partie dans l'eau, et que, de plus, nous avons employé ce sel de fer à l'état de sel effleuri, par conséquent contenant plus de fer qu'un poids égal de lactate cristallisé.

Fer réduit par l'hydrogène avec viande.

Quantité de suc gastrique employée.	Fer réduit mis en digestion.	Peroxyde de fer obtenu.	D'où, fer pur.
100 gram.	0,20	0,050	0,035
100 —	1,00	0,272	0,190,4
100 —	1,00	0,236	0,165,2
100 — .	2,00	0,480	0,336
400 gram.	4,20	1,058	0,726,6

Fer réduit par l'hydrogène sans viande.

Quantité de suc gastrique employée.	Fer réduit mis en digestion.	Peroxyde de fer obtenu.	D'où, fer pur.
100 gram.	4 gram.	1,160	0,812
100 —	1 —	0,308	0,215,6
100 —	1 —	0,328	0,229,6
100 —	2 —	0,560	0,392
400 gram.	8 gram.	2,356	1,649,2

Limaille de fer avec viande.

Quantité de suc gastrique employée.	Limaille de fer mise en digestion.	Peroxyde de fer obtenu.	D'où, fer pur.
100 gram.	1,00	0,628	0,439,6
100 —	2,00	1,080	0,756
100 —	1,60	0,772	0,540,4
100 —	0,40	0,240	0,168
40 gram.	5,00	2,720	1,904,0

Limaille de fer sans viande.

Quantité du suc gastrique employée.	Limaille de fer mise en digestion.	Peroxyde de fer obtenu.	D'où, fer pur.
100 gram.	1,00	0,720	0,504
100 —	2,00	1,520	0,924
100 —	1,60	0,964	0,674,8
100 —	0,40	0,520	0,224
400 gram.	5,00	5,524	2,526,8

Acétate ferreux avec viande [1].

Quantité de suc gastrique employée.	Acétate de fer mis en digestion.	Fer contenu dans l'acétate.	Peroxyde de fer obtenu.	D'où, fer pur.
100 gram.	4 gram.	0,20	0,250	0,161
100 —	8 —	0,40	0,515	0,560,5
100 —	1 —	0,05	0,055	0,058,5
100 —	2 —	0,10	0,125	0,086
400 gram.	15 gram.	0,75	0,925	0,646

[1] 1 gramme de notre acétate de fer représente 0,050 milligrammes fer pur.

Quant aux expériences avec le suc gastrique sans viande, l'acétate ferreux étant liquide, nous avons trouvé, dans trois expériences successives, à très-peu de chose près, la quantité de fer mise en digestion. Nous n'avons pas jugé à propos de donner un second tableau, puisque nous n'avons pas poussé plus loin nos expériences.

Carbonate ferreux avec viande (pilule de VALLET)[1].

Quantité de suc gastrique employée.	Nombre des pilules de Vallet mises en digestion.	Poids du carbonate ferreux.	Fer pur contenu dans les pilules.	Peroxyde de fer obtenu.	D'où, fer.pur.
100 gram.	8 pilul.	0,480	0,240	0,080	0,056
100 —	20 —	1,200	0,600	0,160	0,112
100 —	52 —	1,920	0,960	0,240	0,168
100 —	40 —	2,400	1,200	0,490	0,343
400 gram.	100 pilul.	6,000	3,000	0,970	0,679

Carbonate ferreux sans viande.

Quantité de suc gastrique employée.	Nombre des pilules de Vallet mises en digestion.	Poids du carbonate ferreux.	Fer pur contenu dans les pilules.	Peroxyde de fer obtenu.	D'où, fer pur.
100 gram.	8 pilul.	0,480	0,240	0,110	0,077
100 —	20 —	1,200	0,600	0,192	0,134,4
100 —	52 —	1,920	0,960	0,300	0,210
100 —	40 —	2,400	1,200	0,542	0,379,4
400 gram.	100 pilul.	6,000	3,000	1,144	0,800,8

[1] Pour avoir le carbonate ferreux aussi pur que possible, nous nous sommes servi des pilules de Vallet. Chacune de ces pilules doit peser, d'après M. Vallet, 0,250 milligrammes. Mais la moyenne du poids de 100 pilules, pesées séparément, ne nous a donné que 0,244 milligrammes par pilule. Le poids du carbonate ferreux, et par conséquent du fer pur, doit donc varier dans les mêmes proportions. Néanmoins, nous avons noté d'après les poids du sel de fer qu'elles devraient contenir.

Sous-carbonate de fer avec viande.

Quantité de suc gastrique employée.	Sous-carbonate de fer mis en digestion.	Peroxyde de fer obtenu.	D'où, fer pur.
100 gram.	0,50	traces de fer.	. . . .
100 —	0,60	—	. . . .
100 —	0,25	—	. . . .
100 —	1,00	0,018	0,012,6
400 gram.	2,55	0,018	0,012,6

Sous-carbonate de fer sans viande.

Quantité de suc gastrique employée.	Sous-carbonate de fer mis en digestion.	Peroxyde de fer obtenu.	D'où, fer pur.
100 gram.	0,50	0,008	0,005,6
100 —	0,60	0,010	0,007
100 —	0,25	traces de fer.	. . . .
100 —	1,00	0,020	0,014
400 gram.	2,55	0,038	0,026,6

Éthiops martial (oxyde ferroso-ferrique) avec la viande.

Quantité de suc gastrique employée.	Éthiops martial mis en digestion.	Peroxyde de fer obtenu.	D'où, fer pur.
100 gram.	0,25	traces de fer.	. . . .
100 —	0,40	0,007	0,004,9
100 —	0,50	0,007	0,004,9
100 —	2,00	0,054	0,025,8
400 gram.	5,15	0,048	0,035,6

Éthiops martial sans viande.

Quantité de suc gastrique employée.	Éthiops martial mis en digestion.	Peroxyde de fer obtenu.	D'où, fer pur.
100 gram.	0,25	traces de fer.	. . . .
100 —	0,40	0,008	0,005,6
100 —	0,50	0,009,4	0,006,5
100 —	2,00	0,038	0,026,6
400 gram.	5,15	0,055,4	0,038,7

5

Phosphate de fer avec viande.

Quantité de suc gastrique employée.	Phosphate de fer mis en digestion.	Peroxyde de fer obtenu.	D'où, fer pur.
100 gram.	0,20	traces de fer.	. . . .
100 —	0,40	—	. . . .
100 —	0,60	0,006	0,004,2
100 —	1,00	0,011	0,007,7
400 gram.	2,20	0,017	0,011,9

Phosphate de fer sans viande.

Quantité de suc gastrique employée.	Phosphate de fer mis en digestion.	Peroxyde de fer obtenu.	D'où, fer pur.
100 gram.	0,20	traces de fer.	. . . .
100 —	0,40	—	. . . .
100 —	0,60	0,007	0,004,9
100 —	1,00	0,014,2	0,009,9
400 gram.	2,20	0,021,2	0,014,8

Pour résumer toutes ces expériences, nous donnons, dans un dernier tableau comparatif, la moyenne de ce que 100 grammes suc gastrique peuvent dissoudre sur 1 gramme de chacun des sels de fer employés.

	Quantité de suc gastrique employée.	Quantité de sel de fer mise en digestion.	Fer pur contenu dans 1 gram. du sel de fer employé.	Quantité de sel de fer dissoute.	Fer pur dissous.
Lactate de fer............ avec viande.	100 gram.	1 gram.	0,20	0,667	0,134,4
.... sans viande.	100 —	1 —	0,20	0,856	0,171,6
Fer réduit par l'hydrogène... avec viande.	100 gram.	1 gram.	1 gram.	......	0,172,9
— — .... sans viande.	100 —	1 —	1 —	......	0,206,1
Limaille de fer.......... .. avec viande.	100 gram.	1 gram.	1 gram.	......	0,380
— — sans viande.	100 —	1 —	1 —	......	0;465
Acétate ferreux............ avec viande.	100 gram.	1 gram.	0,050		0,043
Carbonate ferreux.......... avec viande.	25 pilules.	0,75	0,375	0,169,7	0,084,8
— — sans viande.	25 —	0,75	0,375 (1)	0,199,7	0,099,8
Sous-carbonate de fer. avec viande.	100 gram.	1 gram. (2)	0,546	......	0,012,6
— — sans viande.	100 —	1 —	0,546	......	0,014
Éthiops martial.... .... avec viande.	100 gram.	1 gram.	0,574	....	0,011,9
.... sans viande.	100 —	1 —	0,574	.. ...	0,013.3
Phosphate de fer (3)........ avec viande.	100 gram.	1 gram.	0,364	......	0,007,7
.... sans viande.	100 —	1 —	0,364	......	0,009,9

(1) 25 pilules de Vallet ne représentent que 0,75 centigr. carbonate ferreux, soit 0,375 fer pur.

(2) Pour ces trois derniers sels, nous ne donnons que la moyenne des quatre dernières analyses sur vingt, parce que nous avons, pour celles-là seulement, fait digérer le suc gastrique à une température de + 38° pendant 6 heures ; 2 heures de plus que pour tous les autres sels. La dose du fer dissous est donc plus forte que celle ne doit être réellement.

(3) A l'état anhydre, ces trois sels ferriques se dissolvent difficilement dans les acides; c'est ce qui explique la différence des rapports et des expériences, puisque dans 1 gramme de sel ferrique, il devrait y avoir...

pour le phosphate.... 0,390
pour l'éthiops...... 0,720
pour le sous-carbonate. 0,690

55

Action digestive du suc gastrique en contact avec les martiaux. — Cette action digestive varie selon la nature des sels ferrugineux mis en contact avec le suc gastrique et en raison de l'action dissolvante de celui-ci sur ces différents sels. Un grand nombre d'expériences nous ont donné la mesure exacte de ce que nous pouvons conclure à cet égard.

Groupe 1.	Sirop anti-anémique.		Digestion complète.
— 2.	{ Dragées de Gélis et Conté. Lactate de fer.	}	Digest. un peu moins complète.
— 3.	{ Tartrate ferrico-potassiq. Pillules de Vallet.	}	Digestion incomplète.
— 4.	{ Limaille porphyrisée. Sous-carbonate de fer. Éthiops martial. Phosphate de fer. Fer réduit par l'hydrogène. Citrate de fer.	}	Digestion presque nulle.

Avec des résultats aussi différents, il est naturel qu'on donne la préférence à la composition martiale qui offre le plus d'avantages et de garanties, soit comme agrément, soit comme solubilité, soit surtout comme dose exacte de fer pur absorbable.

Or la préparation qui nous a paru remplir le mieux toutes ces indications et a fixé notre choix, est le sirop d'acétate de fer à l'écorce d'orange. Nous nous servons de l'acétate de protoxyde de fer additionné d'un peu d'ammoniaque qui en sature la légère acidité, et nous l'associons, en proportions déterminées, à un sirop très-pur et aromatisé avec la teinture d'écorce d'orange.

Les soins particuliers qu'exige la préparation de notre

produit, pour lui assurer les excellentes conditions qui le distinguent, justifient suffisamment la *spécialité* dont nous en avons fait l'objet. Nous avons préféré, pour lui, à la forme de pilules ou de pastilles, la forme de sirop, comme étant celle qui offre le plus d'agrément, le plus de promptitude d'action, et le moins d'inconvénients dans la généralité des cas où le fer est employé. Les pilules préparées depuis quelque temps acquièrent une dureté, une cohésion telle, qu'elles résistent plus ou moins à la désagrégation dans les liquides intestinaux, et par suite sont péniblement digérées, quelquefois même ne le sont pas du tout. D'ailleurs, sans compter les enfants, beaucoup de grandes personnes ne savent pas avaler facilement les pilules. Quant aux pastilles, le travail de mastication qu'elles nécessitent développe inévitablement dans la bouche la saveur atramentaire des ferrugineux.

Sans vouloir discuter ici la valeur comparée des diverses préparations martiales, ni faire le procès à quelques-unes d'entre elles dont la vogue n'est qu'une surprise, contentons-nous de résumer les avantages positifs du sirop d'acétate de fer à l'écorce d'orange :

1° Dans notre composé, le sel de fer est à l'état de protoxyde, c'est-à-dire à l'état le plus convenable pour en favoriser l'absorption et l'assimilation dans le sang ;

2° Son acide, de nature organique, est peu tenace, volatil, et laisse la base métallique s'engager facilement dans les combinaisons physiologiques des substances alimentaires et du sang. On sait que les acides végétaux sont moins hostiles à l'économie que les acides minéraux, et qu'ils se transforment aisément en acide carbonique, comme l'ont démontré les expériences de Whœler. Quant à l'oxyde de fer mis en liberté, il se trouve dans les meilleures conditions pour s'unir intimement avec les matériaux de l'absorption intestinale et avec les éléments réparateurs des globules sanguins ;

3º Peu astringent par lui-même et par les substances qui lui sont associées, notre sel de fer est d'un doux contact pour la muqueuse digestive ; il n'exerce point sur elle une corrugation nuisible à l'activité de l'absorption. Il est, en outre, peu apte à former un précipité insoluble ou peu soluble avec les sucs digestifs et les matières alimentaires qu'il rencontre sur son parcours. Les persels de fer à acides minéraux sont, au contraire, connus par leurs propriétés astringentes et styptiques ; leur action locale les fait rechercher comme coërcitifs et comme hémostatiques ; mais il faut leur préférer les protoxydes ferreux à acides organiques, lorsqu'il s'agit de tonifier l'organisme, de reconstituer le sang, de produire un remontement général et intérieur des solides et des liquides ;

4º Uni au sirop d'écorce d'orange — excellent véhicule aussi flatteur pour le goût qu'efficace comme agent tonique et antispasmodique — il puise en cette heureuse association des qualités utiles et agréables qui lui assurent bon accueil auprès des personnes les plus difficiles en fait de remèdes, et même en font une friandise pour les enfants et les jeunes filles. Une cuillerée du sirop anti-anémique dans un demi-verre d'eau ordinaire ou gazeuse, constitue une des boissons les plus rafraîchissantes qu'on puisse avoir en été. On croirait prendre un *soda water* ou curaçao. On n'y trouve aucun goût atramentaire, aucune saveur styptique ; son usage ne noircit point les dents ;

5° Notre préparation, grâce au procédé spécial que nous mettons en œuvre, reste toujours très-soluble, très-limpide, inaltérable; douée de la plus grande facilité d'assimilation, elle contient assez de fer pour enrichir rapidement le sang, sans qu'il soit besoin d'en faire longtemps usage.

Souvent il faut, dans la médication ferrugineuse, varier la dose, la composition et le mode d'administration des martiaux, pour arriver à un degré convenable d'efficacité et de tolérance. Eh bien! quatre années d'expériences cliniques ont prouvé que le sirop anti-anémique est, de tous les composés ferrugineux, celui qui est le mieux supporté, le plus apéritif, le meilleur digestif, qu'on prend toujours avec un nouveau plaisir, et qui donne le moins lieu aux inconvénients de la constipation. Aucun ne convient mieux à la pluralité des cas qui sont tributaires de la médication martiale. Depuis le simple effet hygiénique jusqu'au résultat médicamenteux le plus prononcé, on peut tout obtenir de son emploi approprié et gradué suivant les indications.

Nota. 1 gram. de notre sirop contient 2 milligr. de fer pur, ce qui fait 4 centigr. par cuillerée de 20 gram., ou 6 centigr. par cuillerée de 30 gram. — Nous recommandons le moment des repas comme le plus favorable pour l'administration du sirop anti-anémique, de façon à ce que le fer puisse s'incorporer aux aliments pendant qu'ils subissent les élaborations digestives qui en préparent l'absorption.

TABLE DES MATIÈRES

167

www.ingramcontent.com/pod-product-compliance
Lightning Source LLC
Chambersburg PA
CBHW050527210326
41520CB00012B/2477